NOTE SUR UN SQUELETTE

ATTEINT

D'EXOSTOSES OSTÉOGÉNIQUES MULTIPLES

EXOSTOSES AU NOMBRE DE 194

PAR

A. PIC

Interne des hôpitaux de Lyon.

Nous avons récemment, suivant le conseil de notre maître M. le professeur Poncet, inventorié un squelette couvert d'exostoses ostéogéniques, appartenant au musée d'anatomie pathologique de la Faculté, et mis obligeamment à notre disposition par M. le professeur R. Tripier. Ce squelette avait été recueilli, il y a quelques années, par M. le professeur Pierret. Il s'agissait d'une trouvaille d'amphithéâtre, aussi l'histoire pathologique du sujet fait-elle défaut; nous savons seulement que ce squelette appartenait à un homme d'âge moyen.

Voici tout d'abord les résultats de nos investigations, en procédant méthodiquement depuis le crâne jusqu'aux phalangettes des orteils.

CRANE. — Aucune altération.

FACE. — Au maxillaire inférieur, rugosités très accentuées au niveau des insertions du masséter en dehors, du ptérygoïdien interne en dedans; ces rugosités sont plus saillantes à gauche qu'à droite.

COLONNE VERTÉBRALE. — On remarque la présence de petits tubercules surnuméraires au sommet des apophyses épineuses des 1re, 2e, 4e et 6e vertèbres dorsales, des cinq vertèbres lombaires; un petit tubercule de la grosseur d'un pois chiche

sur le bord supérieur de l'apophyse transverse de la 11e dor
sale. Ces exostoses correspondent à quelques-unes des insertions des muscles interépineux, intertransversaires, masse
sacro-lombaire, etc. On peut remarquer, en outre, qu'elles se
sont développées au niveau des épiphyses des apophyses
transverses.

Au total, *Onze exostoses principales sur la colonne verté-*
brale.

Côtes. — Deux petites tubérosités du volume d'un haricot,
au niveau de chacun des bords supérieur et inférieur de la
9e côte gauche, près de l'articulation chondro-costale; une
autre sur le bord supérieur de la 3e côte du même côté, au
niveau de son angle postérieur.

En outre, la 11e côte droite présente, à sa partie moyenne,
un épaississement fusiforme formé de tissu osseux raréfié;
mais il s'agit probablement là du cal exubérant d'une ancienne
fracture.

Au total, 3 exostoses costales, siégeant sur quelques points
des insertions des intercostaux.

Bassin. — *Os iliaques.* — A. *Droit.* — 1º *Face externe :* au
niveau de l'angle formé par la rencontre des 2 lignes courbes
semi-circulaires, existent 3 tubercules principaux : le médian
(au niveau de la surface d'insertion du tenseur du fascia lata)
est en forme de champignon, du volume d'une noisette, les
2 latéraux (insertions du petit fessier et du grand oblique),
en forme de languettes de 1 mm. de longueur. Tout ce bord
supérieur de la crête iliaque, ainsi que la ligne courbe demi-
circulaire postéro-supérieure, sont parsemés de petites excroissances lenticulaires, et présentent en outre, à leur partie postérieure, une série de crêtes rugueuses dirigées de haut en
bas et d'avant en arrière (insertions du grand dorsal, du grand
et du moyen fessier). — D'autres petits tubercules lenticulaires
se rencontrent, 1 au niveau de l'épine iliaque antéro-supé-
rieure (insertion du couturier), 4 à l'épine iliaque antéro-
inférieure (insertion du droit antérieur), 1 au-dessous de la
partie moyenne du sourcil cotyloïdien (tendon réfléchi du
droit antérieur); 5 disséminés sur la partie antérieure du
bourrelet cotyloïdien. Rugosités sur la ligne iléo-pectinée
(insertions du pectiné), l'épine du pubis (droit antérieur de
l'abdomen et pyramidal, la face antérieure du corps du pubis
(court adducteur); 1 tubercule lenticulaire sur la branche
descendante du pubis (droit interne), 1 sur la branche ascendante de l'ischion (grand adducteur).

Face interne. — 1 tumeur pédiculée de la grosseur d'un
haricot à la partie postérieure de la fosse iliaque interne (insertions postérieures de l'iliaque), 1 autre d'un volume légè-
rement supérieur, mais sessile, dans sa partie antérieure (in-

sertions antérieures du même muscle). — *En résumé*, 18 *exostoses principales sur l'os iliaque droit.*

Os iliaque gauche. — Face externe hérissée de saillies de tout ordre, lui donnant un aspect très irrégulier; les principales de ces saillies sont situées, l'une, du volume et de la forme de la moitié supérieure d'un premier métacarpien, sur la partie moyenne de la lèvre postérieure de la crête iliaque (insertions du petit oblique), l'autre de forme pyramidale quadrangulaire, à base de 1 cm. de côté, au niveau et un peu en avant de l'épine iliaque postéro-supérieure (grand dorsal). — 17 autres petites saillies, variant du volume d'un haricot à celui d'une lentille, peuvent être comptées en outre sur la lèvre externe de la crête iliaque (insertions du grand oblique et du moyen fessier), où elles sont échelonnées, réunies d'ailleurs entre elles par une ligne rugueuse irrégulière. — 5 petites exostoses lenticulaires sur la partie moyenne du sourcil cotyloïdien (tendon réfléchi du droit antérieur). 1 saillie pyramidale à 1 cm. au-dessous de la partie inférieure et postérieure du sourcil (insertion du jumeau inférieur), dont elle est séparée par une coulisse assez profonde; — 1 saillie allongée, d'une longueur de 1 cm. à la partie inférieure du corps du pubis, sur le bord interne du trou ovale (insertion de l'obturateur externe). Petites saillies verruqueuses sur la face externe du corps du pubis (court adducteur), l'épine du pubis (droit antérieur de l'abdomen et pyramidal), la ligne iléo-pectinée (pectiné et petit psoas), la partie antérieure du bourrelet cotyloïdien.

Face interne. — La lèvre interne de la crête iliaque est parsemée d'une série de petites excroissances verruqueuses (insertions du transverse, de l'iliaque, du carré des lombes et de la masse sacro-lombaire); une exostose mamillaire à 1 cm. au-dessus et en dedans de l'épine sciatique (ischio-coccygien, releveur de l'anus, ligament sacro-sciatique); 1 petite tubérosité du volume d'un pois au tiers supérieur du bord externe du trou ovale (obturateur interne).

Au total, 28 exostoses principales sur l'os iliaque gauche.

Sacrum. — Un petit tubercule de la grosseur d'un pois sur la partie latérale de l'apophyse transverse de la 4e vertèbre sacrée.

En résumé, il existe donc sur le bassin 47 exostoses environ, et une infinité de saillies et de rugosités difficiles à dénombrer; aussi présente-t-il dans son ensemble, ainsi qu'on peut en juger à l'examen de la figure ci-jointe, l'aspect d'un *bassin épineux*. Les exostoses sont beaucoup plus irrégulièrement distribuées que sur les membres, quelques-unes siègent au milieu des faces interne et externe de l'iliaque, par exemple; cependant la plupart paraissent s'être développées au niveau du point de soudure de l'iliaque avec son épiphyse marginale ou avec le point complémentaire de l'épine iliaque antéro-inférieure; d'autres sur les bords du sourcil cotyloïdien, aux points de soudure des 3 pièces primitives de l'os coxal (cartilage en Y) ; certaines exostoses paraissent enfin avoir eu pour point de départ l'épiphyse de l'épine du pubis, le cartilage unissant la branche ascendante de l'ischion à la branche descendante du pubis, et celui de l'épiphyse marginale de l'ischion.

Membres supérieurs. — *Clavicules.* — Des 2 côtés, 1 petite épine au niveau du bord supérieur de l'extrémité sternale (insertion du sterno-cléïdo-mastoïdien et du sterno-cléïdo-hyoïdien).

Sternum et cartilages costaux. — Indemnes de toute altération.

Omoplate droite. — Au niveau de l'angle postéro-externe (insertions de l'angulaire, insertion supérieure du dentelé), exostose en forme de champignon, à pédicule étroit, de forme ovalaire à grand axe vertical de 6 cm. de longueur ; face postérieure adhérente à l'omoplate, antérieure appuyant sur les 3ᵉ et 4ᵉ côtes ; à surface externe rugueuse, parsemée d'éminences verruqueuses ; — 2 épines, l'une au niveau du tiers antérieur du bord externe de la fosse sus-épineuse (insertion du sus-épineux), l'autre à la face interne, au niveau de la partie moyenne de la ligne oblique supérieure (insertion du sous-scapulaire). — *Total : 3 exostoses principales, dont 2 siègent sur l'épiphyse marginale du bord spinal.*

Omoplate gauche. — *Face externe* : 1 exostose ovalaire, pédiculée, de 3 cm. de hauteur, de 1 cm. 1/2 de largeur, sur le bord spinal, à 1 cm. au-dessous de l'épine de l'omoplate (insertion du grand rhomboïde) ; 1 saillie épineuse à la partie moyenne de la lèvre inférieure de l'épine de l'omoplate (deltoïde) ; 1 dans la fosse sous-épineuse (insertion du sous-épineux) ; 1 à la partie moyenne du bord axillaire (petit rond).

Face interne : 1 épine à la partie moyenne de la crête oblique supérieure (insertion du sous-scapulaire).

Total : 5 exostoses principales, dont 3 sur l'épiphyse marginale du bord spinal.

Humérus. — *Humérus droit.* — 2 saillies épineuses et de petites rugosités sur la lèvre externe de la coulisse bicipitale (insertion du grand dorsal), 1 à la partie moyenne de la lèvre interne (insertion du sous-scapulaire). — Empreinte deltoïdienne très accusée, limitée en arrière par une saillie très épaisse, allant de haut en bas, au niveau du bord externe de l'os (insertion du vaste externe) ; au niveau du bord interne, au tiers supérieur, renflement fusiforme de l'os, à surface rugueuse (insertion du grand rond) ; au niveau du col chirurgical, à la face postérieure, tubercule (insertion du petit rond), séparé par une coulisse de 3 mm. d'une crête longitudinale de 4 cm. de longueur (insertion du vaste externe).

Total : 6 exostoses principales.

Humérus gauche : Excroissances verruqueuses sur la lèvre

externe (grand pectoral), le fond (grand dorsal), et la lèvre interne (grand rond) de la coulisse bicipitale. A la face postérieure, épine prolongeant en bas la grosse tubérosité (insertion du sous-épineux).

Au total, 2 exostoses principales et une série de rugosités.

L'humérus droit a 1 cm. de moins en longueur que le gauche ; le premier est en revanche beaucoup plus épais que le second. — Sur l'un aussi bien que sur l'autre, *la plupart des exostoses siègent au voisinage du cartilage de conjugaison supérieur*, l'inférieur en est indemne. Les néoformations osseuses se sont produites au niveau de l'épiphyse la plus fertile, et par conséquent la plus lente à se souder ; on sait, en effet, que tandis que l'épiphyse inférieure se soude à la diaphyse de 16 à 20 ans, l'épiphyse supérieure ne se soude que de 25 à 26 ans.

Avant-bras droit. — Radius. — Son extrémité supérieure est subluxée en haut et en dehors, de sorte que la face interne de la tubérosité bicipitale correspond au condyle externe ; le col, déjeté en dehors, supporte une tête très atrophiée, située entre le condyle et l'épicondyle, sur le bord externe de l'os. — Le tiers inférieur de l'os présente à sa face antérieure 4 épines dirigées de bas en haut, et paraissant n'être que l'exagération pathologique des crêtes osseuses séparant normalement les gouttières des long abducteur et court extenseur du pouce, 1er et 2e radial externe.

Total : 4 exostoses, paraissant s'être développées aux dépens du cartilage de conjugaison inférieur, lequel s'ossifie à 25 ans, tandis que le supérieur s'ossifie de 16 à 20 ans.

Cubitus. — Sa diaphyse est déformée, contournée en S ; sa face antérieure, creusée en gouttière, présente 3 tubercules sur une ligne transversale passant à 1 cm. au-dessous de la base de l'apophyse coronoïde (insertions du brachial antérieur, du fléchisseur propre du pouce et du court supinateur) ; un autre au tiers inférieur de la face antérieure (carré pronateur) ; une épine au tiers inférieur du bord interne (même muscle) et au tiers inférieur du bord externe (même muscle).

Au total : 6 exostoses, dont trois sont situées au voisinage du point de soudure diaphyso-épiphysaire inférieur ; les 3 supérieures n'ont pas de relation évidente avec un cartilage de conjugaison.

Avant-bras gauche. — Radius. — Sur la face antérieure de l'extrémité inférieure, une exostose pédiculée et 1 saillie épineuse, 3 épines à la face postérieure, ayant à peu près la même situation que les homologues du radius droit.

Total : 5 exostoses, toutes dans la région juxta-épiphysaire inférieure.

Cubitus. — Face antérieure : au quart inférieur, crête rugueuse oblique prolongeant en bas et en dedans la ligne oblique normale (insertion du fléchisseur profond des doigts), séparée à son extrémité inférieure, sur le bord interne, par une gouttière profonde, d'une saillie verruqueuse située à 4 cm. de l'interligne (carré pronateur). —*Face postérieure* : 3 saillies, disposées en triangle : 2 supérieures latérales, 1 inférieure médiane, à 2 cm. de l'interligne.

Total : 5 exostoses principales, toutes aux environs du cartilage de conjugaison inférieur.

Main droite. — Rien au *carpe.*

Métacarpiens. — 2 petits tubercules lenticulaires de chaque côté de la tête de chacun de ces os, et par conséquent au voisinage de l'unique cartilage de conjugaison, sauf pour le premier, dont le point d'ossification épiphysaire est situé à l'extrémité supérieure.

Phalanges : Les bords latéraux des phalanges des 4 derniers doigts sont plus saillants et plus rugueux qu'à l'état normal; aspérités au niveau de la face antérieure des 2e et 3e doigts; crête sur le bord externe du 5e. — *Face dorsale* : 1 exostose allongée sur le petit doigt, 3 exostoses lenticulaires sur le médius.

Total : 5 *exostoses principales, sans rapport évident avec le cartilage de conjugaison* (situé à la partie supérieure).

Phalangines. — *Face antérieure* : 2 exostoses pyramidales sur l'index, 1 sur l'annulaire. *Face postérieure* : 1 exostose lenticulaire sur le pouce.

Total : 4 exostoses.

Phalangettes : développement anormal de la crête articulaire dorsale du petit doigt.

Main gauche. — *Métarcarpiens* : — petits tubercules fongiformes sur la face antérieure de l'extrémité supérieure des 2e, 3e, 4e et 5e; 2 tubercules lenticulaires à 2 et 8 mm. au-dessous de la tête du 5e. — *Total : 6 exostoses.*

Phalanges : — *Face antérieure* : 2 saillies rugueuses, du volume d'un pois, à 4 et 7 mm. au-dessous de l'extrémité supérieure de la phalange de l'index, 1 saillie pédiculée, du volume d'un haricot, à 3 mm. au-dessous de l'extrémité supérieure de celle du médius, 1 saillie lenticulaire au-dessous de l'extrémité supérieure de celle du 5e; — *face postérieure* : 2 saillies lenticulaires au-dessous de l'extrémité supérieure des phalanges de l'index, de l'annulaire et du petit doigt; 4 au-dessous de l'extrémité supérieure du médius. — *Total* : 10 *exostoses, toutes plus ou moins voisines du cartilage de conjugaison (situé près de l'extrémité supérieure de la phalange considérée).*

Phalangines. — Petites saillies épineuses à 1 cent. au-dessous de l'extrémité supérieure des phalangines des 2e, 3e, 4e et 5e doigts (bord interne du 2e, externe du 3e, externe du 5e). — *Face dorsale* : une saillie lenticulaire au bord interne du 3e. — *Total* : 5 *exostoses, dont 4 au moins sont voisines de la région juxta-épiphysaire.*

Phalangettes : rien à signaler.

Membres inférieurs. — *Fémur droit.* — *Col* : une saillie fongiforme sur le bord supérieur, en arrière de la cavité digitale (obturateur interne). La face postérieure, au-dessous de la cavité digitale, en arrière et en dedans du grand trochanter, supporte une exostose volumineuse, à base large, de 6 cent. de hauteur, 2 d'épaisseur, terminée par un appendice aplati rappelant la forme d'une oreillette (insertion de l'obturateur externe).

Trochanter : rugosités très saillantes au niveau du bord postérieur (moyen fessier); la face antérieure présente une saillie pyramidale à sommet saillant en bas, (petit fessier et vaste externe), situé à 2 cent. en dehors de la ligne rugueuse intertrochantérienne; 2 saillies épineuses, saillantes l'une en avant et en bas, l'autre en arrière et en bas interrompant la partie inférieure de cette ligne (vaste interne). Le petit trochanter (psoas), présente plusieurs aspérités à sa face antérieure.

Diaphyse normale.

Extrémité inférieure : Face antérieure : 'aspect d'un quadrilatère, dont les 2 angles supérieurs sont formés par 2 saillies épineuses allongées, l'une de 3 cent. l'autre de 5, en forme de massue (insertion du grand adducteur, vaste interne et vaste externe); 1 autre épine sur la ligne médiane, 1 autre au-dessus du condyle interne, 1 petite au-dessus du condyle externe.

Face postérieure : éminence rugueuse au-dessus de la gorge de la poulie fémorale.

Le fémur droit présente un léger degré d'incurvation sur son axe, à concavité externe; il existe un peu de genu valgum droit.

Au total, 13 *exostoses* principales, toutes au niveau des régions juxta-épiphysaires supérieure et inférieure. C'est l'épiphyse inférieure (la dernière à s'ossifier) qui produit les exostoses les plus nombreuses et les plus volumineuses.

Fémur gauche. — *Col* : 1 éminence pyramidale un peu en dedans de la cavité digitale (obturateur interne); 1 éminence fongiforme dans la cavité digitale, 1 sur la face postérieure du grand trochanter (moyen fessier). — Ligne intertrochantérienne très saillante. — Petit trochanter (psoas), transformé en une volumineuse pyramide quadrangulaire, comparable au grand trochanter normal, à sommet supéro-interne. — A la face postérieure de la région juxta-épiphysaire supérieure, nombreuses rugosités variant du volume d'un haricot à celui d'une lentille.

Diaphyse normale.

Région juxta-épiphysaire inférieure : 3 saillies épineuses, interne, médiane et externe, d'une longueur décroissant de 3 à 1 cent. — Face postérieure : 2 saillies cuboïdes, l'une volumineuse, l'autre peu accentuée, au-dessus des condyles interne et externe.

Total : 10 *exostoses* principales, toutes |juxta-épiphysairés, et distribuées à peu près également entre les 2 épiphyses.

Jambe droite. — *Tibia.* — *Extrémité supérieure* : — 1 saillie fongiforme au niveau de la tubérosité interne ; au-dessous d'elle, 3 saillies épineuses allongées (patte d'oie) ; — de la tubérosité externe part une énorme stalactite qui descend en bas et en dehors en présentant à sa surface de multiples excroissances secondaires, et soude complètement les extrémités supérieures du tibia et du péroné. Cette stalactite recouvre totalement en arrière la tête du péroné et la moitié externe de la face supérieure du tibia. — En arrière, au niveau de l'espace intercondylien, 2 saillies supérieures, 2 inférieures en languettes.

Les diaphyses du tibia et du péroné sont normales.

Les 2 malléoles sont unies entre elles par une large saillie horizontale partant du péroné. En outre, 2 petites exostoses à la face postérieure de chacune des malléoles.

Total : 11 *exostoses pour le tibia*, 3 *pour le péroné*, toutes juxta-épiphysaires, et plus développées au niveau des épiphyses supérieures, qui se soudent à la diaphyse plus tard que les inférieures.

Jambe gauche. — Sur le tibia, vaste saillie rugueuse, quadrilatère, au niveau de la patte d'oie ; à sa face postérieure, 2 saillies rugueuses à la partie externe, 3 saillies à la partie interne de la surface poplitée, toutes en forme de languettes à sommet inférieur. La tubérosité externe est soudée au péroné par une énorme stalactite masquant toute la tête du péroné. Le tibia et le péroné s'articulent à 3 cent. au-dessus de l'articulation péronéo-tibiale inférieure normale par 2 ponts osseux allant à la rencontre l'un de l'autre, et se terminant chacun par une languette à sommet supérieur ; en outre, 7 petites saillies épineuses sur l'extrémité inférieure du tibia, 5 sur celle du péroné.

Au total : 14 *exostoses pour le tibia*, 6 *pour le péroné* ; — toutes juxta-épiphysaires ; celles de l'extrémité supérieure sont moins importantes comme nombre, mais beaucoup plus comme dimensions.

Pied droit. — Toutes les tubérosités du *calcanéum* sont plus accentuées que normalement.

Métatarsiens : rien sur la face dorsale ; sur la face plantaire, épaississement à 1 cent. des têtes des 5e, 4e et 3e ; 1 épine sur le bord inféro-interne de la tête du 1er. Une saillie sur le bord externe de la phalange du 5e *orteil*. — *Total* : 5 *exostoses* sur le pied droit, pour la plupart au niveau du cartilage de conjugaison, lequel est situé près de la tête des métatarsiens, sauf pour le 1er, où il est postérieur.

Pied gauche. — Petit tubercule à 5 mm. de la tête des 5e, 4e et 2e métatarsiens. — 1 saillie dorsale sur la première phalange du 5e orteil ; 1 saillie épineuse sur le bord externe de la même phalange ; 2 saillies épineuses sur le bord externe

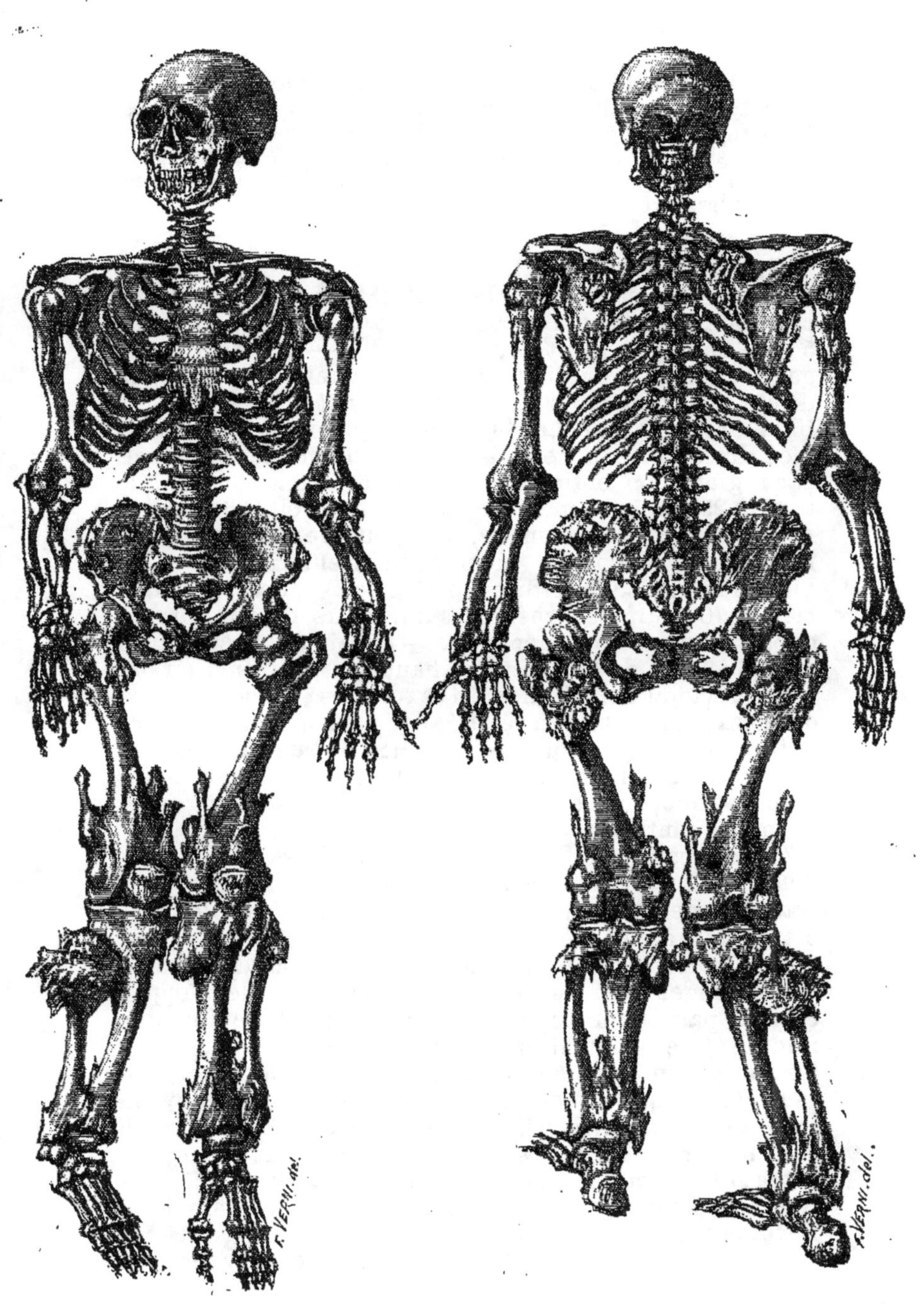

de la phalange du 3ᵉ orteil ; 1 saillie lenticulaire sur le bord externe de la phalangette du 1ᵉʳ orteil. — *Au total* : 18 *exostoses sur le pied gauche* ; on peut faire, au sujet des exostoses métatarsiennes, la même remarque que pour les homologues du pied droit ; quant aux autres exostoses, leur situation est plus irrégulière.

En résumé, ce squelette présente sur la colonne vertébrale 6 exostoses, sur les côtes 3, sur le bassin 47 ; clavicules, 2 ; sternum, 0 ; omoplate droite 3, gauche 5 ; — humérus droit, 6, gauche, 2 ; — radius droit, 4, gauche, 5 ; — cubitus droit, 5, gauche, 5 ; — main droite, 10, gauche, 21 ; — fémur droit, 13, gauche, 10 ; tibia droit, 11, gauche, 14 ; péroné droit, 3, gauche 6 ; pied droit, 5, gauche, 8. — En groupant ces exostoses par régions, on obtient un total de 66 exostoses pour le tronc, 25 pour le membre supérieur droit, 33 pour le membre supérieur gauche, 32 pour le membre inférieur droit, 38 pour le membre inférieur gauche. — Ou bien encore, 58 exostoses pour les 2 membres supérieurs, 70 pour les 2 membres inférieurs, ce qui fait 128 exostoses pour les 4 membres. — En ajoutant ce chiffre de 128 à celui de 66 noté plus haut pour le tronc, on obtient un total général de 194 exostoses. Ce nombre est d'ailleurs inférieur à la réalité, car nous n'avons pu faire entrer en ligne de compte une série de rugosités et d'éminences peu distinctes les unes des autres ; il faut noter en outre que, sur ce sujet, toutes les crêtes et rugosités normales sont considérablement exagérées.

Cette observation nous a paru intéressante à plus d'un titre : d'abord, à cause du nombre vraiment extraordinaire des exostoses ; ce nombre surpasse les plus élevés qui aient été publiés jusqu'à ce jour ; — puis, nous apportons une preuve nouvelle à l'appui de la théorie pathogénique émise par Broca (1856), développée ensuite par Soulier dans son excellente thèse inaugurale (1864), et à laquelle se sont ralliés successivement tous les auteurs qui se sont occupés de la question. Nous ne rappellerons que la pathologie des tumeurs de Virchow, la thèse de Lapasset (Paris, 83), les articles de Heydenreich dans le *Dict de Dechambre*, de Poncet dans *l'Encyclopédie*, de Segond dans la *Gazette des hôpitaux* (1885), les communications de Bergmann et de Rosenstein à la Berliner medicinische Gesellschaft (in *Berliner klinische Wochenschrift*, 1888, p. 612), la récente observation de

M. Legroux, présentée à la *Soc. médicale des hôpitaux*
et publiée dans un des précédents numéros de ce journal
(22 juillet). Si les observations sont nombreuses, les
autopsies sont rares, et sur un total de 18 observations
Lapasset ne peut en citer qu'une, empruntée à Henking
(*Arch. Virchow*, 1879, p. 364). Notre planche rappelle de
tous points, mais avec plus d'abondance dans le développement et le nombre des exostoses, celles qui sont
annexées soit au mémoire de Henking, soit à l'article
de la pathologie des tumeurs de Virchow.

Comme dans toutes les observations antérieures, les
exostoses siègeaient, chez notre sujet, de préférence au
voisinage des cartilages de conjugaison ; sur les os
longs, elles étaient plus nombreuses ou plus considéra-
bles au niveau de l'épiphyse la plus fertile, pour em-
ployer une expression de M. le professeur Ollier. Or, ainsi
que le fait remarquer Segond, les épiphyses fertiles du
membre inférieur, par exemple, se trouvent, au voisinage du genou ; c'est là précisément que les exostoses
étaient le plus luxuriantes. La même remarque pourrait
s'appliquer aux membres supérieurs. L'épiphyse la plus
fertile d'un membre est aussi celle qui se soude la dernière.

Nous avons donc eu affaire dans notre cas à des exostoses ostéogéniques ; outre le siège juxta épiphysaire,
la multiplicité et la symétrie en sont des caractères presque constants. — Ainsi que Legroux, nous nous som-
mes demandé, en présence de ces exostoses multiples,
si une influence constitutionnelle pourrait en expliquer
la genèse : le squelette en question ne présente aucun
des attributs de la syphilis héréditaire : pas d'altération
du système dentaire, pas de déformation des os du nez,
et d'ailleurs, ainsi qu'on peut le lire dans les ouvrages de
Fournier (*Syphilis héréditaire tardive*), de Mauriac (*Syphilis tertiaire*, 1890), les exostoses syphilitiques siègent
sur la diaphyse ou débordent bientôt l'épiphyse pour
constituer des hyperostoses diaphysaires, et produire une
tuméfaction de tout un segment d'os ; elles sont moins
nombreuses que les exostoses de croissance, et ordinai-
'rement asymétriques. — Reste le rachitisme ; or, bien
que le squelette présente quelques incurvations diaphysaires, au niveau du cubitus et du fémur droits, ces lé-
sions ne nous paraissent pas suffisantes pour admettre
le rachitisme chez un sujet qui ne présente aucun autre
stigmate (pas de déformations du crâne, de la colonne,

du bassin, etc.) ; ces courbures anormales, ainsi que le genu valgum droit, peuvent être considérés comme secondaires aux exostoses développées sur le radius, sur le fémur et le tibia ; ce dernier a subi une inflexion en dehors par le fait de la présence d'une exostose volumineuse entre son extrémité supérieure et celle du péroné.

Nous nous trouvons donc, comme dans le cas de Legroux et dans les observations antérieures, en face d'une aberration de développement des cartilages juxta-épiphysaires. Le rachitisme pourrait-il, sous l'influence de certaines circonstances à déterminer, se manifester par cette dystrophie spéciale, et ne se manifester que par elle ? C'est là une hypothèse séduisante en faveur de laquelle on ne peut malheureusement encore donner aucune preuve. Cette idée, déjà soutenue par Vix (*Beitræge zur Kenntniss der angeborenen multipler Exostosen*, *Giessen*, 1856), admise par Volkmann comme probable (V. *dict. encyclopédique*), et rappelée par Legroux ; nous avait été suggérée avant la lecture du mémoire de Legroux, par la simple comparaison de la petite taille du sujet (taille de 1^m 49, homme adulte)et du volume des exostoses. A un premier examen de ce squelette, M. le professeur Poncet, frappé d'un certain défaut de longueur des os longs, et des exostoses volumineuses qui les recouvraient, avait pensé à une sorte de dystrophie régulière en vertu de laquelle le squelette perdait en longueur ce qu'il gagnait en volume par suite dela formation de nouvelles masses osseuses.

Cette hypothèse n'a pas été confirmée, sauf pour l'humérus droit, par les recherches de notre ami Et. Rollet (1), qui nous a remis la note suivante, le 12 juillet dernier : « La taille du squelette monté est de 1^m 49. Les os longs homologues des membres inférieurs présentent la même longueur. Au membre supérieur droit, les os longs, humérus, radius et cubitus, ont un centimètre de moins en longueur que ceux du côté gauche, mais leur largeur est plus grande (1 centimètre à la partie supérieure), et il semble qu'ils ont perdu en longueur ce qu'ils ont gagné en largeur.

« Malgré la présence des exostoses, les *proportions des os longs des membres, suivant la taille, sont nor-*

____

(1) Et. Rollet. *De la mensuration des os longs des membres. Th. de Lyon*, 1888.

males, et dans ce cas, on pourrait déterminer assez exactement, d'après les os longs, la taille du squelette et réciproquement. »

Cette concordance entre la longueur des os longs et la taille ne nous empêcherait pas, à vrai dire, d'admettre l'existence du rachitisme chez notre sujet, si d'ailleurs on pouvait constater chez lui les stigmates habituels de cette altération constitutionnelle.

Mais puisqu'ils font défaut, nous devons reconnaître, comme la plupart des observateurs qui nous ont précédé, que la pathogénie de ces nombreuses productions osseuses nous échappe complètement : le mot de *diathèse ossifiante*, dont on s'est parfois servi, traduit un fait, mais ne l'explique pas.

Au cours de notre observation, nous avons étudié, à propos de chaque membre, les rapports de ses exostoses non seulement avec le cartilage de conjugaison, mais encore avec les insertions musculaires. Nous avons trouvé le plus souvent des rapports avec le cartilage conjugal, nous en avons trouvé presque toujours avec les insertions musculaires. Faut-il attacher à ce dernier fait une importance capitale, et y aurait-il lieu, avec Virchow, de distinguer des exostoses ostéogéniques les exostoses apophysaires, se produisant au niveau de l'insertion osseuse des tendons ou des aponévroses musculaires ? Nous ne le croyons pas. Pour nous, dans la maladie des *exostoses ostéogéniques multiples*, l'ostéogènèse est exagérée et déviée non seulement en ce qui concerne le cartilage juxta-épiphysaire, mais aussi en ce qui concerne le périoste. Trois cas peuvent être distingués : 1er cas, le cartilage seul participe à la formation d'une exostose ; celle-ci s'implante perpendiculairement à l'os, est fongiforme, souvent boursouflée et parsemée de rugosités secondaires ; ces exostoses peuvent d'ailleurs, suivant l'âge du sujet, s'observer à une distance plus ou moins considérable de l'épiphyse près de laquelle elles ont pris naissance, sans que pour cela on puisse les considérer comme diaphysaires. Dans un second cas, ainsi qu'on le voit chez notre sujet pour plusieurs exostoses des os iliaques, entre autres, l'exostose siège au centre d'un os plat, ou sur un os long, loin d'un cartilage de conjugaison, mais toujours à une insertion musculaire ; le périoste seul est en jeu, ses propriétés ostéogènes étant excitées peut-être par les frottements et les tiraillements exercés sur lui par une insertion musculaire; enfin, dans un 3ᵉ cas, qui est fréquent, le processus est peut-être mixte : des végétations osseuses issues du cartilage de conjugaison irritent la couche ostéogène du périoste, ainsi se forment à la surface des tumeurs principales une série de tumeurs secondaires, se terminant souvent en épines, en lames, rappelant plus ou moins la forme et la disposition des tendons qui ont probablement servi de ligne directrice pour les travées osseuses de nouvelle formation.

En tous cas, quelque explication que l'on adopte, il est un fait incontestable, c'est que chez notre sujet la plupart des exostoses correspondaient à des insertions musculaires. Larrey, cité par Virchow (*Pathologie des tumeurs*), avait déjà cité le fait; l'anatomo-pathologiste allemand, à ce propos, dit qu'il est des cas où la tendance à l'ossification semble se passer entièrement dans les muscles, d'autres où elle se montre dans les os. Dans l'observation de Larrey, il y avait *autant d'épines osseuses que d'insertions musculaires*. Nous ne savons si ce fait s'est retrouvé dans les squelettes ultérieurement observés, mais il n'a pas été signalé.

Toutes les excroissances osseuses observées chez notre sujet, qu'elles soient le fait d'une dystrophie du cartilage conjugal, ou d'une ostéo-périostite ossifiante, doivent donc, ainsi que nous l'a fait remarquer M. le prof. Poncet, être classées parmi les exostoses ostéogéniques. Or, dans notre cas particulier, un fait nous a frappé, c'est l'intégrité de l'extrémité inférieure de chacun des humérus. Ce fait, croyons-nous, constitue une nouvelle preuve de la valeur de la théorie émise par M. le prof. Testut, au sujet de la signification morphologique de l'existence, plusieurs fois constatée chez l'homme, d'une apophyse sus-épitrochléenne; celle-ci manque chez notre sujet; elle existerait très probablement si, comme on le croyait autrefois, il s'agissait là d'une exostose, et non, comme l'a montré M. Testut, d'une véritable apophyse surnuméraire, trouvant, comme la plupart des anomalies organiques, son homologue dans une des espèces de la série animale (Testut, *Journal international d'anatomie et de physiologie*, t. VI, 1889).

N'ayant pas observé notre sujet pendant sa vie, nous ne pouvons dire si quelques-unes de ses exostoses étaient revêtues d'une bourse séreuse; ce fait, très fréquemment observé, n'avait été jusqu'ici considéré que comme une conséquence des frottements des parties superficielles sur la tumeur osseuse ; d'une discussion entre von Bergmann et Rosenstein à la Société médicale de Berlin (23 juin 88), à propos de 3 nouvelles observations d'exostoses multiples, il résulte que les Allemands tendent à attribuer à l' « exostosis bursata », ordinairement solitaire et développée au voisinage des grandes articulations, une autre origine qu'aux exostoses multiples. Rappelant que Virchow — (sans parler, bien entendu, de Broca ni de Soulier) — « a insisté sur ce fait que les exostoses multiples se détachent du cartilage épiphysaire et croissent ainsi, comme les os eux-mêmes, aux dépens de ce cartilage, dont elles conservent, comme vestige de leur origine, un revêtement cartilagineux», Bergmann ajoute « qu'il y a quelques exostoses solitaires qui, ayant comme les exostoses multiples un revêtement cartilagineux et au-dessous une couche corticale et une couche spongieuse..., présentent au-dessus du revêtement cartilagineux une articulation complète avec une synoviale s'insérant au bord du cartilage... On pourrait songer dans ce cas, dit-il, à un arrachement du cartilage articulaire qui attirerait à lui une partie de la capsule articulaire et s'en revêtirait... Cette capsule peut passer par toutes les phases d'une articulation normale : grands épanchements séreux, tumeurs kystiques, villosités, corps étrangers, etc... » (Observation d'un jeune homme de 18 ans présentant au niveau du condyle interne une exostose entourée de végétations chondritiques. »

Mais dans une des observations de Rosenstein, comme dans beaucoup d'autres publiées avant lui, une « exostosis bursata » coïncidait avec des exostoses simples chez le même sujet ; la présence d'une synoviale plus ou moins parfaite à la surface ne nous paraît pas suffisante pour attribuer à l'exostose considérée une nouvelle pathogénie, assez compliquée du reste.

La question ne paraît d'ailleurs pas avoir été tranchée par les observations communiquées à la Société médicale de Berlin ; aussi croyons-nous devoir conserver la division adoptée par M. le prof. Poncet dans son article de l'*Encyclopédie* : il divise les exostoses en symptomatiques, de cause locale (traumatismes, inflammations de voisinage), et de cause générale (syphilis) ; et en ostéogéniques ; celles-ci comprennent pour nous les exostoses d'origine cartilagineuse, périostique et chondro-périostique, sans qu'il y ait lieu d'en distinguer ni les exostoses apophysaires, ni l'*exostosis bursata* des Allemands ; une nouvelle classe pourrait être instituée pour les pseudo-exostoses ou apophyses anomales.

Nous ne nous dissimulons pas ce que cette classification a de provisoire ; comme bien d'autres, elle n'a d'autre but que de chercher à résumer l'état actuel d'une question, encore obscure sur beaucoup de points ; heureux serions-nous si nous pouvions avoir contribué à en éclaircir quelques-uns par cette étude, qui a pu paraître aride à plus d'un lecteur, mais qui avait besoin d'être détaillée pour posséder l'une des qualités importantes d'une observation de ce genre, la précision.

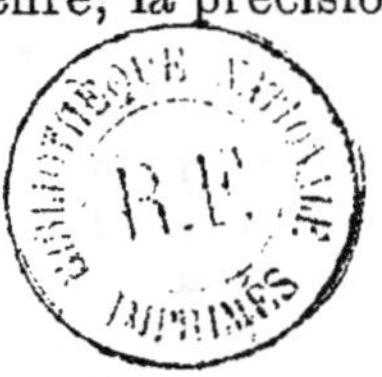

Paris. — Imp. des Arts et Manufactures 12, rue Paul-Lelong. — M. Barnagaud.